Mit der Nadel durch das Auge
Vom Auge bis zum Hinterkopf

AF191334

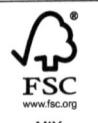

Anatom Vincent Hohne

Mit der Nadel durch das Auge

Vom Auge bis zum Hinterkopf

Bibliografische Information der Deutschen
Nationalbibliothek
Die Deutsche Nationalbibliothek verzeichnet
diese Publikation in der Deutschen
Nationalbibliografie; detaillierte bibliografische
Daten sind im Internet über http://dnb.d-nb.de
abrufbar.

ISBN: 9783757825003

14,99 Euro

Liebe Leserinnen und Leser,

dieses Buch lädt Sie zu einer außergewöhnlichen Reise ein, bei der Sie die faszinierenden Schichten des Kopfes erkunden werden. Stellen Sie sich vor, eine winzige Nadel würde mutig ihren Weg durch den Kopf bahnen, von außen, vom Augapfel bis zum anfassbaren Hinterkopf. Auf dieser Reise werden Sie die verschiedenen Schichten kennenlernen, die unseren Kopf ausmachen und ihm Struktur und Funktionalität verleihen.

Beginnen Sie Ihre Reise an einem der bemerkenswertesten Organe des menschlichen Körpers - dem Auge. Die Nadel durchdringt behutsam die transparente Hornhaut, dringt ein in die Tiefen des Auges, passiert die Pupille und erreicht die Linse, die das einfallende Licht fokussiert. Mit jedem Schritt entdecken Sie die erstaunliche Komplexität der Anatomie, während Sie die Schichten des Auges durchqueren.

Doch die Reise ist noch lange nicht vorbei. Die Nadel setzt ihren Weg fort und durchstreift die Netzhaut, in der sich lichtempfindliche Zellen befinden, und gelangt zur Aderhaut, die das Auge mit Nährstoffen versorgt. Sie durchquert die Lederhaut, die das Auge schützt und ihm Stabilität verleiht.

Doch der Kopf birgt noch viele weitere Geheimnisse und Schichten, die darauf warten, entdeckt zu werden. Die Nadel bahnt sich tapfer ihren Weg durch die äußere Haut, durch die Epidermis, die Dermis und schließlich die Subkutis. Mit jedem Durchstechen enthüllt sich Ihnen ein neuer Aspekt der faszinierenden Anatomie des Kopfes.

Begleiten Sie uns auf dieser einzigartigen Reise, tauchen Sie ein in die verborgenen Schichten des Kopfes und lassen Sie sich von der Komplexität und Schönheit des menschlichen Körpers verzaubern. Wir wünschen Ihnen eine spannende Entdeckungsreise und hoffen, dass Sie das Buch mit neuen Erkenntnissen und einer noch größeren Bewunderung für die Wunder des menschlichen Körpers beenden werden.

Ihre Reiseführer Vincent Hohne

Hornhaut (Cornea)

Vorderkammer (Vorderer Augenabschnitt)

Iris

Pupille

Linse

Hinterkammer (Hinterer Augenabschnitt)

Glaskörper (Vitreus)

Retina (Netzhaut)

Choroidea (Aderhaut)

Sklera (Lederhaut)

Episklera

Epidermis (Haut)

Dermis (Corium)

Subkutis (Hypodermis)

Subkutanes Gewebe (Kopfhaut)

Galea aponeurotica

Periost

Schädelknochen

Dura mater

Arachnoidea mater

Pia mater

Gehirngewebe

Pons

Medulla oblongata (verlängertes Mark)

Foramen magnum

Nackenmark

Spinalnerven

Nervenwurzeln

Peripheres Nervensystem

Muskeln und Organe